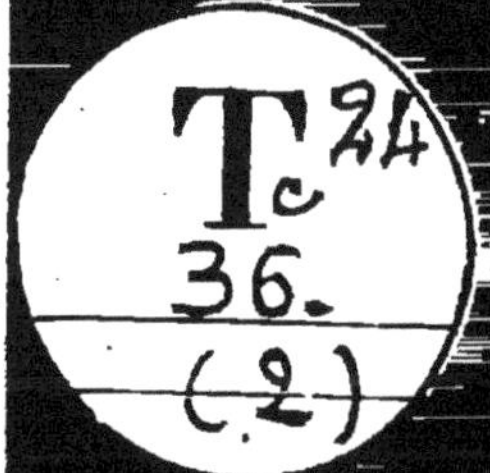
Tc 24
36.
(2)

AF475145

DÉPÔT LÉGAL
Seine
N° 8181

COMPAGNIE COLONIALE

DU

CHOCOLAT

ET DE SON INFLUENCE

SUR LA SANTÉ

Tc 24
36 (2)

PARIS
ENTREPOT GÉNÉRAL DE LA COMPAGNIE COLONIALE
Rue de Rivoli, 132

T c 24
36 (2)

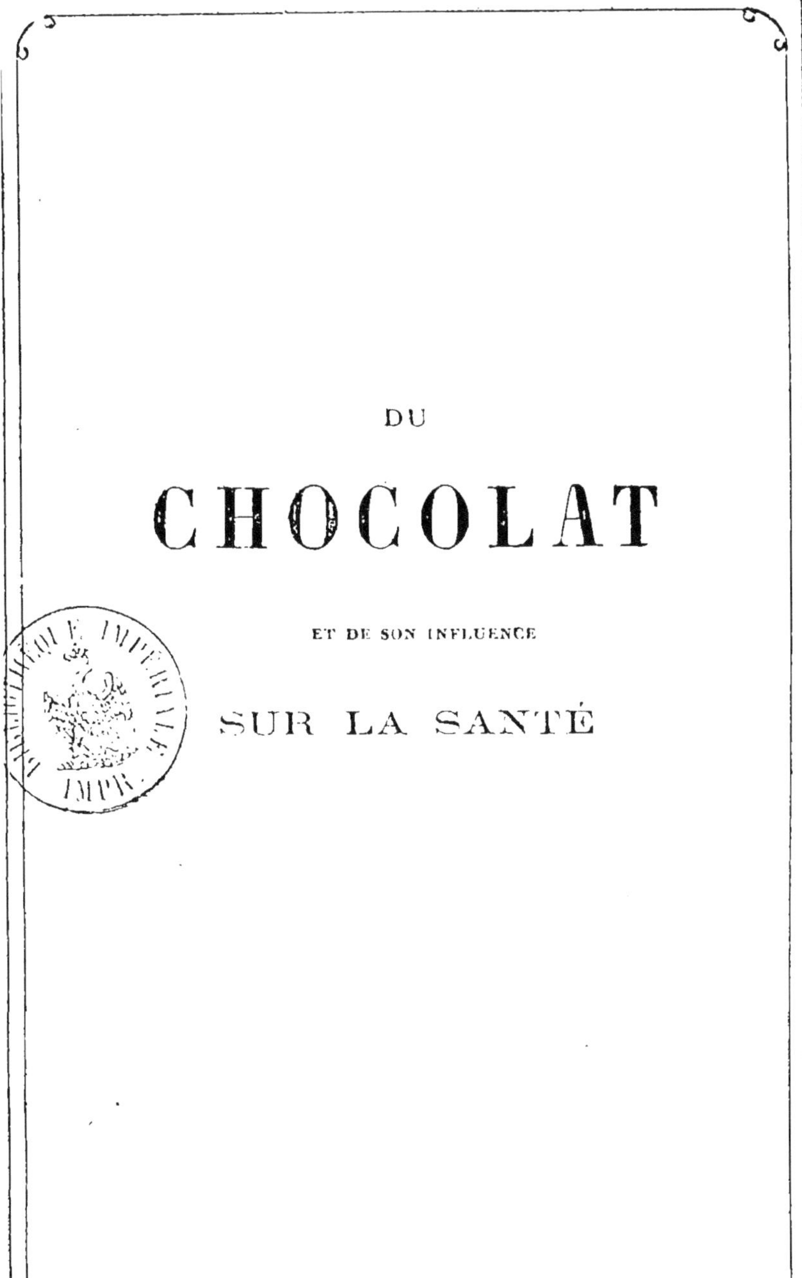

DU

CHOCOLAT

ET DE SON INFLUENCE

SUR LA SANTÉ

BIBLIOTHÈQUE IMPÉRIALE
IMPR.

1861

DES

PROPRIÉTÉS DU BON CHOCOLAT

Au nombre des substances végétales que la nature nous offre comme aliment, il faut placer en première ligne l'amande du Cacaoyer (base du Chocolat). Cette amande, que les Médecins les plus éclairés ont appelée *aliment parfait*, méritait, à juste titre, que le célèbre botaniste Linnée lui donnât le nom de *Theobroma*, c'est-à-dire *aliment des Dieux*.

On ne saurait mettre en doute les qualités bienfaisantes du Chocolat et la vertu toute spéciale de cet aliment.

Pour porter, au surplus, la conviction dans l'esprit des personnes qui n'auraient pas encore apprécié les qualités du *bon Chocolat*, nous croyons devoir citer ici l'opinion et l'autorité de plusieurs hommes qui se sont fait un nom célèbre dans la médecine, la botanique, l'histoire naturelle, ou même dans la gastronomie.

« Le Cacaoyer est un arbre de la famille des Malva-
« cées. Le fruit de cet arbre (le Cacao), qui est la base
« du Chocolat, est le plus oléagineux et le plus bien-

« faisant que la terre produise; il est nourrissant: il
« fortifie l'estomac et la poitrine, répare promptement
« les forces épuisées; il est salutaire à tous. »

Extrait du Dictionnaire d'Histoire naturelle,
par Chaptal, Biot, Virey, etc.

« Le Chocolat est très-nourrissant; il fortifie l'estomac, ranime les esprits, contribue à réparer d'une manière très-prompte les forces abattues; c'est pourquoi il est d'une grande utilité à ceux qui se sont épuisés par des excès, aux convalescents et à ceux qui se livrent à des travaux ou à des exercices violents. »

Extrait du Dictionnaire des Sciences naturelles.

« Le Chocolat au lait ou à l'eau est un aliment agréable, de facile digestion; il convient aux personnes sédentaires et aux estomacs faibles. Le Chocolat pris le matin à déjeuner est un aliment aussi sain que délicieux. L'homme de lettres, le savant, l'artiste, ceux qui se livrent aux travaux assidus de l'esprit, qui exercent des fonctions difficiles, s'en trouvent à merveille, et l'organe de la pensée n'aura pas à s'émouvoir du trouble de l'estomac. Les personnes douées d'une constitution nerveuse, sujettes à des mouvements spasmodiques, s'accommodent aussi parfaitement du Chocolat, qui les soutient, les restaure, sans laisser la moindre trace d'irritation dans les organes digestifs. Ce déjeuner réussit parfaitement à ceux dont les entrailles s'irritent par l'usage du vin. »

Extrait du Traité des Plantes usuelles,
par le Docteur Roques.

« Le Chocolat est prescrit avec avantage comme « aliment très-restaurant ; il est très-salutaire aux per- « sonnes faibles ou épuisées. »

Extrait de l'Encyclopédie médicale,
par ALIBERT, CLOQUET, LISFRANC, VELPEAU, etc.

« Le Chocolat est un excellent remède contre les « irritations de la gorge produites par les temps hu- « mides ou par la suppression de la transpiration. Les « phthisiques trouvent souvent dans l'usage d'un « Chocolat *bien préparé* un aliment médicamenteux « qu'ils s'efforceraient en vain de trouver ailleurs. Il a « en outre une propriété singulière et bien précieuse, « c'est de donner aux battements du cœur et des « artères un développement qui rend le pouls ample, « souple et vigoureux, sans en accélérer les pulsations. « On peut aussi très-bien le prescrire dans les fièvres « qui reconnaissent pour causes l'épuisement, la lan- « gueur, l'atonie ou le défaut d'action des fluides. »

BUC'HOZ, médecin de Stanislas, roi de Pologne.

« Il y a longtemps qu'on appelle le Chocolat le lait « des vieillards : on le regarde comme très-nourris- « sant et comme très-propre à réveiller les forces lan- « guissantes de l'estomac. »

Ancienne Encyclopédie.

Le cardinal de Richelieu, d'après *Beherens*, « dut à « l'usage du Chocolat le retour de sa santé, fortement « ébranlée. »

« A Saint-Domingue, dit le *Père Labat*, les cultiva- « teurs de Cacao donnent, matin et soir, du Chocolat

« à leurs enfants. On reconnaît la bonté de cet ali-
« ment à l'embonpoint et à la vigueur extraordinaire
« de ces enfants. »

« Le Chocolat est une substance fort nourrissante, « stomachique, pectorale et de facile digestion ; elle est « propre à réparer les forces languissantes, à conser- « ver la santé et à prolonger la vie chez les vieillards. « Ce salutaire aliment convient aux individus d'une « complexion maigre et sèche, aux tempéraments « faibles et cacochymes, aux personnes convalescentes, « à celles qui sont obligées par état de soutenir une « longue application d'esprit, de parler longtemps en « public ou de donner au travail une partie du temps « destiné au sommeil ; il console à la fois l'estomac et « le cerveau ; aussi est-il l'ami intime des gens de « lettres.

« Le Chocolat est favorable aux personnes qui crai- « gnent l'usage du vin et des liqueurs spiritueuses, et « qui, cependant, ont besoin de fortifiants. Dans les « grandes chaleurs, il n'est pas de meilleur moyen « pour redonner du ton aux organes.

« Il augmente la sécrétion du lait chez les femmes « qui peuvent se livrer aux tendres devoirs de la ma- « ternité. »

Extrait de la Monographie du Cacao, par A. Gallais.

« Le Chocolat *bien confectionné* est en général un « aliment agréable, nourrissant et de facile digestion. « On peut dire que si quelques personnes ne se trou- « vent pas bien de son usage, on doit l'attribuer *à sa « mauvaise confection et aux matières qu'on y em- « ploie.* »

Extrait du Dictionnaire des Aliments, par Aulagnier.

« Le Chocolat est l'aliment le plus convenable à la
« santé. Cet aliment se divise et pénètre toutes les par-
« ties de l'économie, et répand ainsi ses propriétés
« bienfaisantes et réparatrices. Il est éminemment sto-
« machique. »

Docteur PORTAL.

« L'expérience et le temps ont démontré que *le*
« *Chocolat bien préparé* est un aliment aussi salutaire
« qu'agréable; qu'il est nourrissant, de facile diges-
« tion, et qu'il n'a pas, pour la beauté, les inconvénients
« qu'on reproche au café; qu'il est très-convenable
« aux personnes qui se livrent à une grande contention
« d'esprit, aux travaux de la chaire, du barreau, ainsi
« qu'aux voyageurs; qu'enfin, il convient aux esto-
« macs les plus faibles et les plus délicats.

« Ces diverses propriétés, le Chocolat les doit à ce
« qu'il est peu de substances qui contiennent, à vo-
« lume égal, plus de particules alimentaires, ce qui
« fait qu'il s'animalise presque en entier.

« Les personnes qui font un usage habituel du Cho-
« colat sont celles qui jouissent d'une santé plus cons-
« tamment égale et qui sont les moins sujettes à une
« foule de petits maux qui nuisent au bonheur de la
« vie. Leur embonpoint est aussi plus stationnaire : ce
« sont deux avantages que chacun peut vérifier dans la
« société et parmi ceux dont le régime leur est connu.

« Quelques personnes se plaignent de ne pouvoir
« digérer le Chocolat; il est très-probable qu'elles ne
« doivent s'en prendre qu'à elles-mêmes, et que le
« Chocolat dont elles usent est *de mauvaise qualité*
« *ou mal fabriqué*, car le Chocolat **BON ET BIEN FAIT**
« **DOIT PASSER DANS TOUT ESTOMAC OU IL RESTE UN**
« **PEU DE POUVOIR DIGESTIF.** »

Extrait de la Physiologie du Goût, par BRILLAT-SAVARIN.

RÉSUMÉ

On peut donc conclure des observations qui précèdent :

Que le *bon Chocolat* offre aux estomacs paresseux, délicats, fatigués ou malades, une nourriture fortifiante et d'une digestion très-facile ;

Que les convalescents ou les personnes faibles de poitrine s'accommodent à merveille de son usage ;

Que le *bon Chocolat* constitue le déjeuner le plus sain et le plus convenable pour les personnes maigres, auxquelles il donne de l'embonpoint ;

Qu'aux deux extrémités de la vie, cet aliment exerce une heureuse influence : chez les enfants, en favorisant la croissance ; chez les vieillards, en ranimant leurs forces ;

Que les femmes qui tiennent à la conservation de leur santé et de leur fraîcheur doivent adopter exclusivement le Chocolat pour leur déjeuner ; qu'en faisant usage de cet aliment avec persévérance, elles n'auront plus à redouter les tiraillements d'estomac, les spasmes, les palpitations et les mille accidents qu'éprouvent trop souvent les femmes qui font un usage habituel du café au lait[1] ;

---

[1] Le café, mêlé au lait dans les proportions d'un tiers, un quart ou un cinquième, est une boisson très-répandue dans les grandes villes ; c'est, avec le pain frais ou grillé, le premier déjeuner du grand nombre et dans toutes les classes. Ainsi associé, il est nuisible à beaucoup de personnes qui, néanmoins, s'obstinent

Que le *bon Chocolat* est, en résumé, non-seulement une nourriture agréable, mais encore une nourriture salutaire ; et qu'enfin, s'il n'est pas aujourd'hui l'objet d'une préférence générale pour le premier repas, c'est que malheureusement trop de fabricants, préoccupés seulement de la pensée de *vendre à bon marché* et forcés dès lors de retrancher sur la qualité ce qu'ils diminuent sur le prix, ne livrent au public que des Chocolats *mal préparés* ou *falsifiés*.

à le prendre. Les femmes s'en trouvent mal à Paris. Certains médecins, convaincus de sa fâcheuse influence, prétendent qu'à l'inspection du teint d'une femme ils pourraient affirmer qu'elle fait usage du café au lait. Cet usage est, pour beaucoup de femmes, la cause de spasmes, de tremblements et de palpitations.

BRILLAT-SAVARIN.

Le café au lait produit l'irritation des organes digestifs, l'insomnie, une agitation générale très-nuisible aux vieillards, aux enfants et surtout aux femmes ; le lait qu'on ajoute au café ne tempère pas toujours ses effets violents et en rend, en outre, la digestion nuisible.

L'usage habituel du café au lait, usage presque universel chez les femmes des grandes villes et de Paris principalement, ne serait-il pas la cause des pâles couleurs que l'on rencontre généralement dans la pratique médicale? Beaucoup de praticiens partagent cette opinion, et nous sommes loin de les contredire.

Hygiène de la Digestion, par le Docteur PAUL GAUBERT.

Presque toutes les personnes habituées depuis longtemps à faire un usage journalier de café au lait renoncent avec difficulté à ce régime, tout pernicieux qu'il soit. Ce changement dans leur alimentation leur coûte beaucoup; mais les personnes qui persistent pendant quelques jours seulement à substituer le Chocolat au café au lait sont tellement satisfaites des résultats qu'elles obtiennent, qu'elles ne songent plus à la privation qu'elles se sont imposée.

FALSIFICATIONS DU CHOCOLAT

Pour que le Chocolat vienne en aide à l'hygiène, pour qu'il profite *réellement à la santé*, pour qu'il produise enfin tous les bons résultats qu'on doit en attendre, il faut qu'il n'entre dans sa composition que des matières premières de bonne qualité, et que sa préparation soit l'objet des plus grands soins.

Or, des Chocolats sont journellement livrés au public à des prix qui descendent *jusqu'à moitié de la valeur même des matières premières qui entreraient dans leur composition* s'ils étaient loyalement préparés.

Nous n'hésitons pas à le dire, parce que cette vérité ne peut blesser que des fabricants peu consciencieux ; mais ces *bas prix* font tomber le Consommateur dans un piége véritable, lorsqu'il achète de ces sortes de Chocolats, *dont nous laissons à l'analyse le soin de dévoiler la composition !!!*

Les ouvrages de MM. PAYEN et CHEVALIER nous révèlent de si graves et de si nombreuses falsifications dans la fabrication dont le Chocolat est l'objet, qu'elles sembleraient défier l'imagination, si elles n'étaient pas attestées par ces honorables chimistes, juges si compétents en semblables matières.

Voici ce que nous lisons dans le *Dictionnaire des altérations et falsifications des Substances alimentaires, par M. Chevalier :*

« Le Chocolat a été l'objet de nombreuses falsifications « par les farines de blé, de riz, de lentilles, de pois, de « fèves, de maïs ; par l'amidon ou la fécule de pomme de « terre ; par l'huile d'olives, d'amandes douces, les jaunes « d'œufs, le suif de veau ou de mouton, le storax cala- « mite, le baume du Pérou, le baume de Tolu, les enve- « loppes de Cacao séchées et réduites en poudre, la dex- « trine, etc. »

Nous empruntons au même ouvrage les extraits suivants :

« Le Chocolat a été l'objet d'une falsification plus grande : « on y a incorporé du cinabre ou sulfure rouge de mercure, « seul ou mélangé d'oxyde rouge de mercure, de minium « ou des terres rouges ocracées. Cette addition frauduleuse, « faite dans le but d'augmenter le poids et de simuler la « couleur des Chocolats véritables, a occasionné des acci- « dents fâcheux. »

« M. Stanislas Martin a examiné des Chocolats qui « étaient formés de substances tout à fait incompatibles « avec nos organes digestifs, parmi lesquelles se trouvaient « du plâtre, de la sciure de bois ou la partie corticale du « Cacao ; d'autres Chocolats moins insalubres étaient mé- « langés avec moitié de leur poids de fécule, d'amidon, de « riz torréfié et de graisse de veau. »

De son côté, *Parmentier*, dans les *Annales de Chimie*, tome XLV, page 1395, s'exprime en ces termes :

« Comme le *bon Chocolat* est toujours d'un *prix assez* « *élevé*, les marchands qui se livrent à ce genre de com- « merce, et qui veulent attirer les Consommateurs par la « *modicité du prix*, mélangent avec le Chocolat des sub- « stances étrangères plus ou moins analogues. Les uns y « mettent de l'amidon ou de la fécule de pomme de terre ; « ceux-ci de la farine de riz, des lentilles ou des pois secs « en poudre ; ceux-là emploient du Cacao, dont ils ont déjà « extrait le beurre, et ils substituent à ce principe huileux, « tantôt des jaunes d'œufs ou des graisses animales, tantôt « des gommes résineuses. »

Certains fabricants, pour remplacer la vanille ou pour masquer la saveur désagréable des Cacaos avariés qu'ils emploient, font entrer dans la composition de leurs Chocolats des aromates plus ou moins irritants, tels que *le benjoin, le baume du Pérou, le stirax, le gingembre, le piment, le poivre de Mexique, la cannelle de Chine, le girofle*, etc. Ces aromates irritants développent dans l'estomac une excitation qui s'étend bientôt à tout le système ; il est facile de comprendre les ravages que ces drogues doivent exercer à la longue sur toute l'économie.

Quand la spéculation, quand souvent même la mauvaise foi, parviennent à faire de la *substance la plus salutaire qui existe*, un aliment *lourd et malsain*, cet aliment, *tout bon marché* qu'il soit vendu, n'est-il pas encore *payé trop cher?*

C'est surtout aux substances alimentaires qu'on peut appliquer cet axiôme populaire :

Rien n'est si cher que le bon marché.

Les Médecins prescrivent quelquefois la poudre de Cacao de préférence au Chocolat, dans la pensée qu'elle représente cette amande dans toute sa pureté; ils ignorent sans doute que les poudres de Cacao généralement vendues sont plus falsifiées encore que les Chocolats eux-mêmes, ainsi que des analyses nombreuses en ont fourni la preuve.

« M. Payen, notre célèbre Chimiste, dans son *Traité des* « *Substances alimentaires*, dit que sur cinquante-six échan- « tillons de poudre de Cacao, la Commission sanitaire de « Londres en a trouvé trente-huit qui contenaient de la « fécule de pomme de terre, de *canna gigantea*, de *ma-* « *ranta arundinacea*, ou de la farine, et que sur soixante- « dix autres échantillons, trente-neuf étaient colorés avec de « l'ocre rouge. »

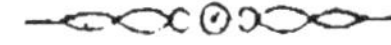

COMPAGNIE COLONIALE

SON BUT

La COMPAGNIE COLONIALE a été fondée dans le but d'introduire dans la fabrication et le commerce du Chocolat, des réformes et des perfectionnements depuis longtemps désirés ; elle a voulu donner au Chocolat, *considéré au point de vue de l'hygiène et de la santé,* toutes les propriétés bienfaisantes dont ce précieux aliment est susceptible.

Pour atteindre ce but, la Compagnie s'est assuré le concours — des Colons établis dans les lieux les plus estimés pour la culture du Cacaotier, *dont le fruit, base du Chocolat, est un des plus salutaires que la terre produise,* — Elle a fait choix des Chocolatiers les plus habiles, dont l'expérience s'est formée dans les pays où l'usage du Chocolat est le plus répandu, — enfin un Médecin éclairé est chargé de suivre la fabrication dans tous ses détails.

C'est en s'appuyant sur ces éléments sérieux que la Compagnie Coloniale a créé un Établissement modèle dont les produits ont rendu au Chocolat, trop souvent dénaturé, la place importante que, par ses vertus toutes spéciales, il doit occuper dans l'alimentation.

La Compagnie Coloniale n'est pas venue pour lutter *de bon marché* avec le commerce. Elle n'a donc pas fait du prix la question principale. Ce qu'elle a voulu, avant tout, c'est fabriquer des Chocolats d'une pureté et d'une supériorité incontestables.

Les prix de ses Chocolats figurent toujours imprimés sur leur enveloppe en même temps que ses marques de fabrique. L'indication des marques est la garantie du Consommateur ; l'indication des prix a pour but d'empêcher que des intermédiaires infidèles ne fassent payer des Chocolats à des prix plus élevés que ceux fixés par la Compagnie.

La Compagnie Coloniale ne suit pas l'usage blâmable qui consiste à comprendre, dans le poids énoncé, *l'étain et le papier* qui servent d'enveloppe aux Chocolats. Les produits de la Compagnie Coloniale, au contraire, ont toujours le poids vrai que l'étiquette indique, et cela, *non compris les enveloppes*, DE QUELQUE NATURE QU'ELLES SOIENT.

Contrairement encore à un autre abus, qui consiste à prodiguer les qualifications de *surfins* et d'*extra-fins* à des Chocolats qui ne sont, en réalité, que de *qualité inférieure*, la Compagnie Coloniale ne donne à ses produits que des dénominations sincèrement en rapport avec leurs qualités. — Aussi, le Chocolat que la Compagnie Coloniale appelle simplement *Bon Ordinaire*, est-il de beaucoup supérieur à la majeure partie de ceux que l'on vend journellement sous les *dénominations les plus exagérées*.

Quant à ceux de ses Chocolats qu'elle nomme *Chocolats fins*, ils sont réellement d'une *qualité tout à fait exceptionnelle*.

FABRICATION DU CHOCOLAT

Perfectionnements apportés par la Compagnie Coloniale

DU CACAO, BASE DU CHOCOLAT

La bonne qualité du Chocolat dépend surtout du choix des matières premières. Les Cacaos, lorsqu'ils arrivent en Europe, sont toujours plus ou moins avariés. Ces avaries résultent, soit de récoltes faites dans de mauvaises conditions, soit des altérations que l'eau de mer fait éprouver au Cacao par suite d'un mauvais emmagasinage à bord des navires, soit enfin d'un trop long séjour dans les entrepôts.

La Compagnie Coloniale a l'avantage, par sa position exceptionnelle, d'être en rapport, dans les lieux mêmes de production, avec des hommes experts, qui suivent et soignent les opérations de la récolte, de l'emballage et de l'embarquement, de telle sorte que la Compagnie reçoit toujours des Cacaos de choix et dans un état parfait de conservation.

DE LA TORRÉFACTION

La torréfaction de l'amande du Cacao est l'opération la plus délicate et la plus importante, peut-être, que comporte la fabrication du Chocolat.

On sait avec quelle facilité les substances végétales oléagineuses s'altèrent quand elles sont soumises à l'action prolongée d'une forte chaleur. Parmi ces substances, l'amande du Cacao est plus qu'aucune autre susceptible de subir cette altération, à cause de la matière grasse (*Beurre de Cacao*) qu'elle contient en abondance.

Il faut, dans cette opération, éviter un double écueil.

Si l'on fait agir trop puissamment le calorique, l'amande se carbonise en partie, sa substance nutritive est détruite, le beurre de Cacao est altéré. Le Chocolat résultant de cette opération est d'un brun noirâtre ; *il nourrit peu, il dessèche et irrite l'estomac.*

L'amande du Cacao n'a-t-elle pas, au contraire, atteint le degré de torréfaction suffisant, son arome est peu développé ; le Chocolat est lourd ; *il rassasie promptement et se digère souvent avec peine.*

La torréfaction mal réussie, on le voit, peut donc changer complétement les propriétés du Chocolat.

Cette opération n'a été faite jusqu'ici qu'à vue d'œil, et, par conséquent, d'une façon très-inégale et très-imparfaite. Les appareils perfectionnés dont se sert la COMPAGNIE lui permettent *d'opérer constamment sans erreur et avec une précision pour ainsi dire mathématique.*

DES SUCRES

L'attention de la COMPAGNIE s'est également portée sur le choix des Sucres qui entrent pour une proportion notable dans la composition du Chocolat.

Elle rejette, d'une manière absolue, de sa fabrication, les *Sucres bruts* ou *Cassonades*, trop souvent employés, ainsi que les *Sucres tachés.* On n'ignore pas, en effet, que c'est à la présence de matières impures que les Sucres bruts ou tachés doivent toujours leur coloration.

Les Sucres raffinés de premier jet et de premier choix sont les seuls adoptés pour la fabrication des Chocolats de la COMPAGNIE COLONIALE.

DU BROYAGE

Le Chocolat est d'autant plus digestif et nourrissant, qu'il a été soumis à un broyage plus parfait, et qu'il peut, dès lors, s'élaborer plus facilement dans l'estomac à cause de son extrême division. — Aussi la COMPAGNIE a-t-elle étudié et adopté les meilleurs moyens de broyage et de pulvérisation.

Les mortiers, cylindres, rouleaux et autres instruments de fer, employés encore dans la fabrication actuelle, donnent aux Chocolats une saveur métallique, qui, bien que faible en apparence, n'est pas toujours supportée sans fatigue par l'estomac.

Nous ajouterons ici que l'usage adopté par certains fabricants de chauffer outre mesure les mortiers et les autres ustensiles dont ils se servent, dans le but d'abréger l'opération du broyage, nuit encore à une bonne manutention, en déterminant une carbonisation partielle qui rancit le beurre de Cacao, détruit la partie nutritive de cette précieuse amande, et produit tous les mauvais effets du Cacao trop torréfié.

Convaincus d'ailleurs que le Chocolat se dénature sous l'influence des instruments en fer, la Compagnie a substitué au fer, pour toute sa fabrication, le granit, le marbre et la porcelaine.

DES BOUTIQUES, USINES ET CAVES

CONSACRÉES A LA FABRICATION

Une cause qui peut le plus contribuer à altérer les Chocolats et dès lors à leur faire perdre leurs propriétés bienfaisantes, c'est l'insalubrité des lieux où ils sont fabriqués.

Aucune substance n'est plus sensible aux mauvaises odeurs que la pâte du Chocolat; aucune ne peut être plus facilement altérée. Or, nous le demandons : toutes *les usines*, toutes *les caves*, toutes *les boutiques même* où le Chocolat se prépare, présentent-elles toutes les conditions désirables d'hygiène et de propreté ? Le luxe des machines, que la vapeur fait fonctionner sous les yeux du public, suffit-il pour racheter ce qui manque dans ces boutiques sous le rapport de la salubrité ?

La fabrique de la COMPAGNIE COLONIALE, située sur les hauteurs de Passy, entre l'Arc-de-Triomphe et le bois de Boulogne, offre, par sa construction spéciale et par sa position, toutes les garanties désirables au point de vue de l'hygiène.

C'est ainsi que, dans l'ensemble de ses travaux et jusque dans les moindres détails, la Cie COLONIALE poursuit avec persévérance le but utile qu'elle s'est proposé en créant un Établissement modèle, destiné à restituer à l'alimentation toutes les ressources que contient le fruit précieux du Cacaoyer.

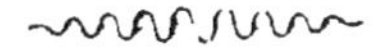

RAPPORT DES MÉDECINS

DE LA FACULTÉ DE PARIS

Qui ont examiné et apprécié, au point de vue hygiénique, l'ensemble des dispositions prises par la COMPAGNIE COLONIALE pour sa fabrication.

« Appelés à visiter l'Établissement spécial que la « Compagnie Coloniale a fondé à Passy pour la « fabrication des Chocolats, nous nous plaisons à « reconnaître qu'il répond, par ses dispositions ex- « térieures et intérieures, à toutes les conditions « d'hygiène et de salubrité indispensables pour un « Établissement de cette nature.

« Un examen attentif des procédés de fabrication « adoptés par la Compagnie Coloniale, et que nous « avons suivis dans les moindres détails, nous a laissé « en outre cette conviction, que tous les efforts ont « été tentés pour perfectionner un produit qui tient, « par ses qualités éminemment bienfaisantes, une im- « portante place dans l'alimentation. »

« Il nous a été facile de constater que les méthodes « défectueuses, trop souvent employées dans cette « industrie, ont été remplacées par un ensemble de « procédés nouveaux, procédés sanctionnés par les « progrès de la science ; que les soins les plus éclairés « sont apportés dans les opérations délicates de cette « fabrication ; que tout concourt enfin à la supériorité « des produits que cet Établissement offre aux Con « sommateurs, soit au point de vue de leur goût à « satisfaire, soit au point de vue plus sérieux de leur « santé. »

AVIS TRÈS-IMPORTANT

Depuis la fondation, à Paris, de la **Compagnie Coloniale,** pour la fabrication du Chocolat, un grand nombre d'établissements se sont successivement formés dans cette industrie sous le titre de *Compagnie,* suivi de diverses dénominations.

Afin d'éviter toute confusion et toute erreur, il est de l'intérêt des Consommateurs de savoir qu'ils ne doivent accepter, comme provenant réellement de la Cie Coloniale, que les produits qui portent, imprimés sur leurs enveloppes, la signature MENIER ET Cie, ainsi que les mots : **Compagnie Coloniale.** C'est cette dénomination qui lui appartient, et que justifie son origine même, qui doit la faire distinguer de toutes les autres Compagnies, *soit françaises, soit étrangères,* avec lesquelles la Cie Coloniale n'a pas le moindre rapport.

La Compagnie Coloniale fait remarquer, en outre, que ses prix de vente ont été mis en rapport avec la supériorité de ses produits, et qu'elle n'a voulu *ni en abaisser le prix, au détriment de la qualité, ni accorder au Commerce les remises exagérées qu'il faut toujours que le Consommateur supporte.*

Les remises exorbitantes que font certains fabricants engagent trop souvent des marchands peu consciencieux à recommander de préférence et à vendre, *sans se préoccuper de leur qualité,* les Chocolats sur lesquels *ils réalisent le plus grand bénéfice.*

Aussi les personnes qui recherchent, à bon droit, les Chocolats de la Compagnie Coloniale, devront, pour échapper aux manœuvres qui nous sont signalées, *et qui ont attiré déjà contre les délinquants des condamnations judiciaires,* ne user *les produits de toute autre Compagnie* qu'on voudrait leur faire prendre aux lieu et place de ceux de la **Compagnie Coloniale.**

OBSERVATIONS SUR LES CHOCOLATS

dits de Santé et Vanillés.

C'est à tort que l'on semble établir une distinction entre les Chocolats dits de *Santé* et les Chocolats *Vanillés*, et ce serait aussi une erreur de croire qu'ils ne sont pas tous les deux salutaires au même degré ; seulement ils conviennent, chacun dans son genre, à des dispositions d'estomac particulières.

Le Chocolat dit de *Santé*, composé seulement de Cacao et de Sucre, est celui qui convient le mieux aux personnes dont l'estomac redoute l'excitation, même la plus légère.

Le Chocolat *Vanillé* ne diffère du Chocolat de Santé que par l'addition d'une certaine quantité de Vanille ; il est plus spécialement favorable aux estomacs paresseux, qu'il stimule sans les irriter, en donnant toutefois du ton à l'économie tout entière. Si quelques personnes prétendent que le Chocolat à la Vanille est échauffant, c'est que sans doute elles n'ont fait usage que de Chocolats mal préparés, ou qui contenaient une proportion *exagérée de cet aromate*. Or, ne sait-on pas que l'excès dans les meilleures choses mêmes est toujours nuisible ?

La Compagnie Coloniale, d'après l'avis de plusieurs Médecins compétents, n'admet pour ses Chocolats Vanillés que la proportion de vanille qui est rigoureusement utile, sans pouvoir jamais nuire à la santé[1].

---

[1] La véritable Vanille du Mexique, de première qualité, est, il faut bien le dire, d'un prix si excessif qu'on ne l'emploie pas toujours dans les Chocolats. On a souvent recours à des vanilles maigres, avariées ou de mauvaise provenance ; les fabricants peu intelligents croient devoir alors suppléer à la qualité par la quantité : de là ces Chocolats malfaisants qui font redouter tous les Chocolats à la vanille sans exception.

La Compagnie Coloniale, qui, pour les Chocolats vanillés comme pour tous les autres articles de sa fabrication, ne fait de la question de prix qu'une affaire secondaire, n'emploie que des vanilles du Mexique de *premier choix* et de *la meilleure qualité, quelle qu'en soit la cherté*.

PRIX DES PRINCIPAUX PRODUITS

DE LA COMPAGNIE COLONIALE

Chocolats de Santé.			**Chocolats vanillés.**		
Bon Ordinaire. .	le 1/2 kil.	2 50	Bon Ordinaire. .	le 1/2 kil.	3 »
Fin	do. .	3 »	Fin	do. .	3 50
Superfin.	do. .	3 50	Superfin.	do. .	4 »
Extra	do. .	4 »	Extra.	do. .	5 »

Chocolat de poche et de voyage (par boîtes de 36 petites tablettes).

Superfin, la boîte de 36 petites tablettes,	250 grammes. .		2 25
Extra, d°	d°	d° . .	2 50
Extra-supérieur,	d°	d° . .	3 »

Croquettes de Chocolat en étuis de 250 grammes.

Superfin, étui de 16 croquettes.		2 25
Extra, d°	d°	2 50
Extra-supérieur,	d°	3 »

Pastilles superfines		**Pastilles extra-fines**	
EN SACS CACHETÉS.		EN BOITES CACHETÉES.	
Le sac de 125 grammes .	1 »	La boîte de 125 gramm.	1 50
Le sac de 250 grammes .	2 »	La boîte de 250 gramm.	3 »

Bonbons en Chocolat extra supérieur.

Le 1/2 kilogramme. . . . . 6 »

Boîtes de toutes grandeurs garnies de Chocolat.

ENTREPOT GÉNÉRAL

DE LA

COMPAGNIE COLONIALE

CI-DEVANT Place des Victoires N° 2	à Paris, rue de Rivoli, 132 PRÈS LA RUE DES BOURDONNAIS.	CI-DEVANT Place des Victoires N° 2

DÉPOTS :

Boulevart des Italiens, 11 ; — place des Victoires, 1 ; — Rue du Bac, 62 ;

et dans toutes les Villes de France et de l'Étranger.

MANIÈRE DE PRÉPARER LE CHOCOLAT

Le Chocolat se prépare à l'eau ou au lait suivant le goût, les habitudes et les dispositions d'estomac du consommateur.

Une chocolatière *spéciale* et un moussoir ne sont nullement *nécessaires* pour bien faire cuire le Chocolat : — une casserole en argent, en porcelaine, ou en faïence, une casserole même en cuivre bien étamé suffisent parfaitement ; et pour le remuer, il n'est besoin que d'une cuillère en argent ou d'une petite spatule en bois. Dans tous les cas, il est bien d'éviter l'emploi des casseroles en fer-blanc ainsi que des vases ayant servi aux usages ordinaires de la cuisine, à cause du mauvais goût qu'ils pourraient communiquer.

On emploie le plus généralement une tablette de Chocolat par tasse d'eau ou de lait ; et suivant le nombre de tasses qu'on désire, on augmente les quantités de tablettes de Chocolat et de liquide dans les mêmes proportions.

Il faut commencer par faire chauffer jusqu'à ébullition, *dans le vase destiné à la cuisson*, la quantité d'eau ou de lait dont on veut se servir, puis dans une tasse ou dans un vase quelconque, autre que celui qui est sur le feu, on coupe ou on casse en gros morceaux le Chocolat dont on a besoin ; on verse ensuite dessus une petite quantité d'eau bouillante ou de lait, quantité suffisante pour le couvrir entièrement ; on laisse pendant quelques minutes, jusqu'à ce que le Chocolat, bien imbibé et ramolli, puisse s'écraser et se délayer facilement. — On ajoute successivement quelques cuillerées de liquide chaud jusqu'à ce que le Chocolat soit parfaitement délayé, *tout cela hors du feu ;* — c'est alors qu'il faut verser le tout dans la casserole qui est restée sur le fourneau et qui contient l'eau bouillante ou le lait.

Il suffit ensuite de remuer lentement jusqu'à la cuisson, qui est complète au bout de 10 minutes. — A partir de ce moment, on peut laisser sans inconvénient le Chocolat mijoter *auprès* du feu ; il n'en vaudra même que mieux, *pourvu qu'il n'y ait plus d'ébullition*.

6719.— Paris, Imp. WITTERSHEIM, 8, rue Montmorency.

BIBLIOTHÈQUE IMPÉRIALE IMPR.

292

MARQUES DE FABRIQUE

DE LA

COMPAGNIE COLONIALE

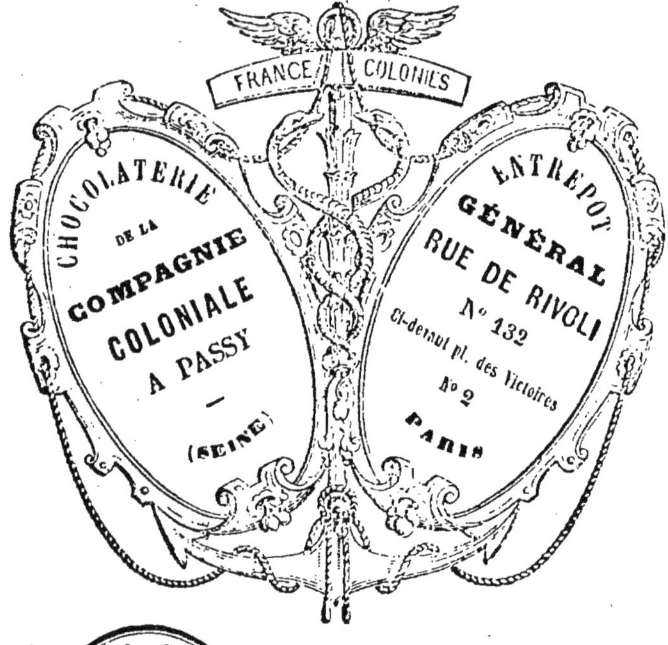

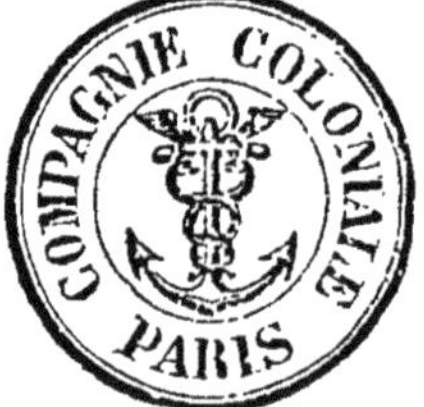

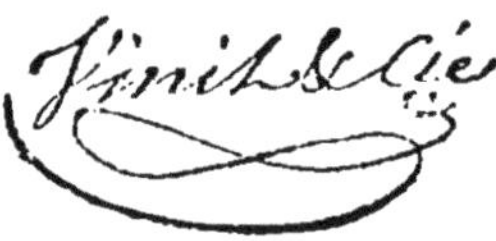

Tout article offert comme provenant de la COMPAGNIE COLONIALE, qui ne porterait pas le cachet, la signature et les marques ci-dessus, doit être refusé.

BIBLIOTHEQUE NATIONALE DE FRANCE
3 7531 03987796 5

www.ingramcontent.com/pod-product-compliance
Ingram Content Group UK Ltd.
Pitfield, Milton Keynes, MK11 3LW, UK
UKHW021029200726
13857UKWH00004B/1667

9 782011 9042